REQUÊTE

DE LA

MÉDECINE NATURELLE

A L'ACADÉMIE DES SCIENCES

LUE DANS SA SÉANCE ORDINAIRE

DU 24 JUIN 1861

PAR

FERDINAND CAUNIÈRE

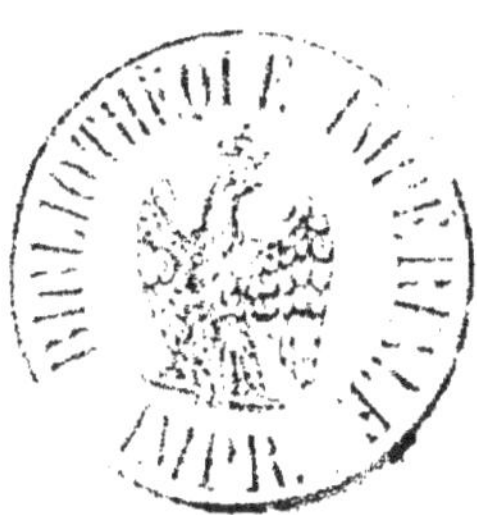

Prix : 1 franc

PARIS

E. DENTU, ÉDITEUR-LIBRAIRE
PALAIS-ROYAL, GALERIE D'ORLÉANS, 13

1861

REQUÊTE

DE LA

MÉDECINE NATURELLE

Messieurs,

En présence des hommes éminents qui composent cette illustre Académie, j'éprouve un sentiment profond que je ne saurais mieux définir qu'en le comparant à celui de l'homme de la nature, élevé dans le calme et la simplicité, habitué aux solitudes de la forêt, qui se trouve transporté tout à coup dans nos grandes cités, au milieu des splendeurs de notre civilisation : saisi d'étonnement et d'admiration, tout le séduit, l'attire, le subjugue.

Telles sont, sinon plus vives encore, les sensations que doivent ressentir tous ceux qui contemplent, par la pensée, ce noble Aréopage de la science moderne, où convergent et rayonnent toutes les splendeurs de l'intelligence humaine; où chaque branche importante de nos connaissances est si largement représentée; où chaque section poursuit, par d'immenses et utiles travaux, le développement de sa spécialité, et en pousse les conséquences jusqu'à leurs dernières limites.

Au nombre de ces sections qui, elles-mêmes, sont autant de savantes Académies, il en est une chargée de poursuivre une tâche de jour en jour plus difficile et plus ingrate. Ce n'est ni la moins importante ni celle qui compte parmi ses membres les hommes les moins capables et les moins dévoués à la science, — c'est la section de médecine, la seule dont les efforts aient pour but immédiat le bonheur ou du moins le soulagement des maux de l'humanité.

En médecine, il existe deux *vérités* bien distinctes et qu'on a trop souvent confondues : *la vérité chirurgicale et la vérité médicale.* On poursuit l'une le scalpel à la main, et on l'atteint presque toujours sûrement.... c'est le triomphe de l'école actuelle. On n'arrive à la découverte de l'autre, que par l'étude et par la méditation, à l'aide du raisonnement et de l'analogie, en prenant toujours pour guide la circulation générale, cette étoile polaire du praticien égaré.

Et, en effet, la circulation du sang étant donnée et ses conséquences bien étudiées, la médecine devient une science exacte ; l'on découvre alors facilement les causes des maladies et on les frappe avec une précision mathématique.

Ayant beaucoup voyagé hors de l'Europe, longtemps vécu parmi les hommes primitifs des contrées sauvages, j'ai perdu de vue les choses de la civilisation et je suis resté étranger aux théories de la science tout en la pratiquant activement. Le cercle de mes idées s'est élargi, peut-être, et j'ai acquis quelques connaissances nouvelles, en médecine surtout, mais j'ai perdu l'habitude d'exprimer ma pensée, et les formes du langage, les convenances du style me sont maintenant peu familières. Je réclame, en conséquence, l'extrême indulgence de l'Académie pour la communication que j'aurai à lui faire et je la supplie de m'accorder sa bienveillance accoutumée.

Dans diverses brochures publiées pendant ces dernières années, j'ai exposé les principes d'une méthode nouvelle que j'ai importée de l'Inde pour le traitement des maladies en général.

Cette méthode est le résultat d'études approfondies que j'ai faites dans ces pays et particulièrement durant mon séjour parmi les habitants de Madagascar. L'intimité dans laquelle je vivais avec les Malgaches, m'a permis d'étudier les modes de médication et d'hygiène mis en usage avec tant de succès par les peuples de l'Inde et de pénétrer une grande partie des secrets qui constituent leur art médical, ce qu'on pourrait appeler leur médecine naturelle.

A mon retour en France, j'ai donné des soins à un grand nombre de malades et les cures heureuses que j'ai opérées ont, à plusieurs reprises, attiré l'attention publique. Mais notre législation ne me permettant pas d'appliquer ici ma méthode d'une manière régulière et suivie, je m'étais décidé à me rendre en Angleterre pour l'y propager librement.

Dans ce but, j'ai formulé, d'après la thérapeutique des Indiens et des Malgaches, un certain nombre de remèdes que je pourrais livrer dès à présent à la pharmacie. Ces médicaments ne seront indiqués ici que par l'énumération des principales affections qu'ils sont destinés à combattre et dont le classement, en deux catégories, sera présenté dans l'ordre suivant :

Pilules et remèdes divers. — Pour guérir RADICALEMENT l'obésité, les gastro-entérites et toutes autres irritations intestinales, — les hémorroïdes, — les affections nerveuses,

— l'épilepsie, — l'hystérie, — toutes les maladies de la peau, — celles du foie, — l'hypocondrie, — le spleen, — la gravelle, — les pâles couleurs, — et, en 48 heures, les fièvres intermittentes, au moyen d'un fébrifuge supérieur au quinquina.

Pilules et remèdes divers. — Pour guérir, ou notablement atténuer, la goutte et les rhumatismes, — la phthisie, — les affections mentales, — les maux de gorge et extinctions de voix, — les hydropisies, — le cancer, — les maladies des yeux, — des poumons, — du cœur, — de la moelle épinière, – de l'utérus, etc.

Tout ce que je promets, je me fais fort de le réaliser et j'offre de le traduire par des résultats positifs et publics. C'est ce que j'ai demandé en vain aux médecins et chefs de services des hôpitaux de Paris, c'est ce que je sollicitai, sans plus de succès, auprès de M. Velpeau lors de l'admission du docteur noir à l'hôpital de la Charité.

Mes titres pourtant n'étaient pas moindres que ceux de M. Vriès, et ma renommée, plus solidement établie, devait attirer tout autant l'attention des représentants de la médecine officielle. Et, en effet, j'avais opéré des cures nombreuses, authentiquement constatées, dont quelques-unes étaient aussi saillantes et d'un mérite aussi incontestable que celle de M. Sax.

Le monde savant s'était déjà préoccupée de cette méthode nouvelle, et la presse en suivait les résultats avec une curiosité bienveillante. Les journaux scientifiques et les feuilles politiques les plus sérieuses, même le *Moniteur officiel*, lui avaient consacré des articles spéciaux qui préjugeaient la valeur réelle du système, et faisaient concevoir une haute idée de ses destinées futures.

N'est-il donc pas permis de s'étonner qu'avec de tels précédents, sauvegarde suffisante de la responsabilité des chefs du service, je n'aie pas été admis à expérimenter publiquement ma méthode curative, alors surtout que cette faveur était accordée au docteur noir avec un empressement qu'on ne saurait trop louer, dans la mesure de sa sincérité.

Si les médecins des hôpitaux, faisant trève de scepticisme professionnel, avaient bien voulu autoriser l'essai demandé et se donner la peine de suivre attentivement mes expériences, ils se seraient convaincus que la médecine naturelle n'est pas une science vaine, quelle est, au contraire, une bienheureuse réalité.

Ces principes admis, ils se seraient livrés, sans doute, à des réflexions dont la logique les aurait amenés à se demander pourquoi l'art de guérir, si salutaire, si vénéré dans l'antiquité qu'on le considérait comme un art divin, a dégénéré au point de devenir une science nuisible et ridicule, inspirant tour à tour la moquerie ou l'effroi !

Si l'on était appelé à formuler une opinion sur une telle question et à faire la part des hommes et des choses, ne pourrait-on pas la résumer ainsi :

La haute valeur scientifique de ceux qui se livrent aux études médicales est incontestable et leur mérite personnel est presque toujours supérieur à la mission qui leur est confiée. Ce n'est donc pas l'homme, ce n'est pas le talent qui manque à la médecine, ce n'est pas la science qui lui fait défaut..., c'est le secret de la nature...

Vainement des esprits d'élite, des intelligences de choix, des capacités hors ligne, des hommes de génie, lui consacrent leur vie et dépensent, dans un immense et stérile labeur, une somme de forces intellectuelles suffisante à soulever un monde !... tout est inutile !... Persévérance, capacité, science, génie, tout se consume en pure perte, sans profit pour l'art ni pour l'humanité ! Un système ingrat, impossible, funeste, absorbe tout et ne rend rien !... Parce qu'on n'a pas su arracher à la nature ses secrets.

Aujourd'hui, au point de vue de l'efficacité et des progrès de la thérapeutique, l'idée seule de la médecine officielle prédispose à la malice, à la raillerie ; ce ne sont partout que plaisanteries, plus ou moins spirituelles, plus ou moins acérées, qui se débitent sur tous les tons, et sont toujours favorablement accueillies, aussi longtemps, du moins, que la crainte inspirée par un danger plus ou moins prochain ne fait pas succéder une confiance déraisonnable à une défiance longtemps raisonnée.

La théorie médicale de nos facultés, disent les uns, c'est l'arbre de la science aux fruits amers ; moins séduisant que le mancenillier, il est tout aussi perfide ; comme lui il recèle la mort, et malheur à ceux qui s'abritent sous son ombre !..

La pratique médicale de nos facultés, disent les autres, c'est un Sphinx à mille têtes, formulant des énigmes et dévorant des victimes !...

La science de l'école, murmurent tous, c'est un gigantesque monument d'aberration, — c'est un monstrueux édifice fondé sur des débris humains, — c'est une vieille ruine chancelante, mais si solidement étayée que le souffle de malédiction qui l'ébranle depuis des siècles n'a pu l'abattre !... Elle tombera pourtant, mais d'elle-même, sous le poids de ses énormités ; elle s'écroulera, mais peu-à-peu, chaque parcelle entraînant des milliers de victimes !... A moins que la Providence qui semble prendre en pitié l'humanité ne la délivre aussi de ce fléau.

De telles appréciations, dont la justesse frappe encore plus que l'exagération, caractérisent un système et donnent la mesure de sa valeur. Elles font concevoir, jusqu'à un certain point, l'étendue du mal qu'il peut faire lorsqu'il exerce ses ravages sur un continent vaste et peuplé comme l'Europe.

Depuis longtemps déjà les bons esprits se préoccupent de cette situation pleine de périls, et les observateurs attentifs constatent chaque jour, avec anxiété, la décadence physique de l'homme et sa dégénérescence rapide. Cet état de choses anormal, qui date de Paracelse, s'explique suffisamment par l'adoption de sa doctrine et la mise en pratique de ses pernicieuses théories.

Avec la méthode du célèbre réformateur de la médecine par la chimie, comme dit la science officielle, pour guérir une simple affection, on inocule le germe de plusieurs maladies compliquées.

Paracelse est le mauvais génie de la médecine ! En introduisant l'usage homicide des minéraux dans la thérapeutique, il a opéré la plus triste des métamorphoses, la plus déplorable transformation de l'art de guérir ; il l'a converti en agent de souffrance, en instrument de mort, plus redoutable cent fois et faisant plus de victimes que toutes les autres causes de destruction réunies, y compris la guerre, la peste et la famine !!!

La médecine Naturelle, telle que je l'ai apprise des Indiens et des Malgaches, sur le mérite de laquelle j'appelle aujourd'hui l'attention de l'Académie, est en réalité la médecine du passé, du présent et de l'avenir. Immuable dans sa simplicité comme dans son efficacité, elle est vieille comme le monde et vivra comme lui. Hippocrate l'a enseignée, Acron d'Agrigente l'a toujours professée, et les prêtres de Delphes l'ont pratiquée avec le plus étonnant succès. C'est la médecine selon la nature et les besoins de notre organisation.

Le pays le plus insalubre du globle, celui qui contient, en germe, toutes les maladies, c'est Madagascar, sur les côtes. La première condition d'existence pour ses habitants, c'est de savoir se préserver et se guérir. Ils la remplissent si bien, qu'ils sont rarement malades, qu'ils arrivent à une extrême vieillesse, qu'ils conservent toujours leurs cheveux, qui ne commencent à blanchir qu'après quatre-vingts ans.

Heureusement doués, d'une rare intelligence, les Malgaches ont un grand fond de logique et de raison ; passionnés pour les sciences naturelles, possédant, à un haut degré, l'esprit d'analyse et de synthèse, ils excellent en connaissances botaniques et se livrent, avec une incroyable ardeur, à l'étude de l'art de guérir. Une aptitude particulière, un grand développement du sens thérapeutique, de continuelles observations des phénomènes pathologiques et physiologiques, font de ces demi-sauvages des praticiens de premier ordre.

Leurs moyens curatifs sont, en général, d'une grande simplicité et trois mots résument leur pratique : CALMER, PURIFIER, FORTIFIER.

Autant leurs remèdes sont doux et inoffensifs pour le malade, autant ils sont énergiques et sûrs pour détruire la cause du mal. Ils en obtiennent des résultats surprenants. Dans toutes les affections, même les plus graves, le soulagement est toujours immédiat, et la guérison se fait rarement attendre.

Les Malgaches attaquent les maladies avec une certaine méthode qui leur est propre ; ils en font, pour ainsi dire, le siège en règle ; ils les combattent d'une manière générale et locale, avec une tactique particulière, et ils finissent toujours par les vaincre.

Ne répandant jamais une goutte de sang, ne faisant aucune blessure à la peau, les Malgaches s'égaient fort à l'idée des médications qui ajoutent au mal une souffrance nouvelle. Les saignées, les sangsues, les vésicatoires, et toutes les cautérisations, plus ou moins cruelles, plus ou moins dangereuses, leur sont inconnus.

Cette pratique irrationnelle et barbare, qui caractérise nos systèmes d'Europe les plus en vogue, est remplacée à Madagascar, avec un immense avantage, par des remèdes simples, commodes, sans désagrément aucun, et qui produisent rapidement les effets voulus de dégagement, de circulation générale, d'équilibre dans les fonctions, et autres, qui sont le grand but de la médication.

La médecine et les sciences accessoires se sont identifiées à un tel point avec les mœurs et les habitudes des Malgaches, qu'il n'y a pas d'exemple dans l'histoire, pas de précédent autre part de ce qui a lieu chez eux : tout se fait avec la science et par la science : La preuve juridique, l'exécution des arrêts, le duel, l'assassinat. etc., tout se prépare, s'exécute avec et par la science botanique, et la médecine alors prend des proportions extraordinaires.

La thérapeutique des Malgaches, qui exclut d'une manière absolue l'emploi des minéraux, est d'une extrême richesse en matières premières. Ses combinaisons, de la plus haute portée scientifique, sont si nombreuses et si variées qu'elles exigent une étude approfondie de la botanique médicale et les connaissances les plus étendues en chimie végétale.

Ces combinaisons dépassent de beaucoup, il est vrai, ce qui est strictement nécessaire aux besoins de la médecine et de l'hygiène, mais sans offrir aucun des inconvénients de la poly-chimico-pharmacie moderne. C'est un superflu qui peut s'appeler le luxe de la science, mais ce luxe est la parure de l'art, il le fait briller d'un plus vif éclat.

Chez les nations de l'Europe, au contraire, l'art médical a tellement disparu sous les brillants oripeaux d'une science équivoque et d'une nomenclature ambitieuse, qu'on ne l'aperçoit plus nulle part...

La grande terre de Madagascar, que nous avons surnommée la France orientale, a toujours été considérée comme la perle de la mer des Indes ; ce petit continent, entouré de magnifiques îles, fait l'admiration et l'envie des nations européennes ; il excite particulièrement la convoitise de l'Angleterre, les aspirations de la France, qui croient avoir des droits à sa possession, mais qui se gardent bien de les faire valoir ; elles savent, par expérience, ce qu'il en coûte pour le tenter.

Les défenses de Sébastopol et du fameux quadrilatère de l'Autriche, ne sont pas comparables à celles de cette Reine de l'océan Indrien ; garantie par sa ceinture pestilentielle, elle est plus imprenable que Gibraltar. Un bon moyen de s'en emparer et de la conserver, ce serait d'étudier assez sérieusement la médecine et l'hygiène de ses habitants pour arriver à les appliquer parmi eux dans des conditions d'évidente et incontestable supériorité, ce qui ne nous semble pas facile.

L'homme de nos climats, inhabile à se préserver, est frappé de mort dans le trajet à parcourir des bords de la Mer aux premiers plateaux, limites de cette terre promise, de ce paradis terrestre, qui a aussi ses épreuves pour ceux qui veulent jouir de ces délices.

En Europe, pays sain, où l'on n'a guère que les maladies qu'on y fait naître et qu'on y cultive avec soin, on peut se permettre le luxe de la science et se livrer, à son aise, à toutes les excentricités médicales. On peut inventer des théories, bâtir des systèmes, et jouer sur les mots sans trop d'inconvénients immédiats.

Il n'en est pas de même sur les côtes de Madagascar, où les germes morbifiques naissent du sol et se développent avec une incroyable rapidité, où toutes les maladies existent à l'état endémique, agissant, quelquefois, avec la plus extrême violence, foudroyant leurs victimes en quelques minutes ou les torturant affreusement pendant l'espace d'une heure ou deux.

On aurait mauvaise grâce, en pareil cas, d'attendre, comme cela se f... ailleurs, que la maladie soit bien déclarée, qu'elle se dessine convenablement et prenne des proportions qui la caractérisent. Il faut des moyens prompts, sûrs, énergiques; il faut frapper juste et frapper fort! Nos systèmes d'Europe, convenons-en, feraient là une bien triste figure...

S'il m'était permis de hasarder ici un conseil sur l'avenir de la médecine, en France, je l'exprimerais ainsi :

Nos théories médicales sont très-embrouillées et on ne peut se dissimuler qu'il règne une grande incertitude dans la pratique; d'un autre côté, nous avons des facultés et des Académies de médecine qui font notre orgueil et que nous sommes fiers de posséder; nous voulons leur conserver le prestige qui les entoure. cela se comprend.

Il n'en est pas moins constant que l'enseignement n'y est ni complet ni toujours rationnel, et que nos jeunes docteurs, en sortant de l'école, laissent beaucoup à désirer. Que quelques-uns, au moins, soient soumis à un stage complémentaire, qui sera une épreuve décisive et une garantie certaine de capacité pratique ; qu'on les envoie passer une année sur les côtes de Madagascar. Choisis parmi les plus dévoués à la science, ils ne s'en plaindront pas.

Ceux qui reviendront seront des médecins éprouvés, on pourra leur confier des chaires dans les facultés et des malades dans les hôpitaux. La théorie et la pratique ne tarderont pas à se modifier profondément, et la France deviendra la première nation en médecine comme elle l'est en civilisation. Elle pourra posséder alors cette belle terre de Madagascar, que la science seule peut conquérir et conserver.

En attendant, et pour se rendre compte de l'efficacité d'un système qui n'a jusqu'ici qu'un seul tort, celui de rester inconnu parmi nous, pourquoi refuserait-on à un homme qui a passé la plus grande partie de sa vie à en étudier les ressources et à en observer les effets. — pourquoi lui refuserait-on de faire, sous les yeux des maîtres de la science, des expériences dont les résultats pourraient ouvrir un horizon nouveau? Lui opposera-t-on ce qui est advenu du docteur noir? Mais l'insuccès de l'un doit-il forcément entraîner la répulsion de tous ceux dont l'esprit intrépide se livre avec courage à la recherche du vrai? Assurément non !

Le rôle de l'Académie est de prêter l'appui de son influence à ces généreux efforts. Le plus bel usage qu'elle puisse faire de son autorité est d'accueillir, d'encourager et de protéger tous ceux qui, par leurs travaux incessants, peuvent apporter de nouvelles lumières à une science qui est, et qui restera toujours et malgré tout, la compagne fidèle de l'humanité, qui calme ses souffrances, adoucit ses maux et l'assiste dans sa marche pénible à travers les siècles.

Je tiens, en terminant, à mieux définir encore le but de

ma communication. Je me présente non comme médecin, ou comme savant, mais simplement comme le dépositaire de l'expérience, des traditions et des succès journaliers d'un grand peuple.

Il m'est impossible de ne pas voir dans le fait même de ce dépôt la preuve d'une mission providentielle, que je dois m'efforcer de remplir par tous les moyens en mon pouvoir. La législation actuelle m'interdit l'exercice immédiat de la mission qui m'est confiée; mais, en même temps, ne m'impose-t-elle pas le devoir de faire mes preuves devant mes juges naturels, de dégager la responsabilité que fait peser sur moi la possession des secrets arrachés à la nature par des obsertions séculaires, en provoquant des expériences, faites au grand jour, sous le contrôle des médecins illustres que l'Académie compte dans son sein.

D'un autre côté, quand un homme qui a quelque droit de se dire loyal, sincère, désintéressé, qui a déjà fait au moins des demi-preuves, demande humblement à payer son modeste tribut de dévouement à l'humanité souffrante, en guérissant, sous les yeux des gardiens les plus éclairés de la science officielle, quelques-unes de ces graves infirmités qui semblent défier les ressources de l'art européen, est-il possible qu'il soit repoussé ou qu'on puisse lui faire un crime d'une démarche dont sa conscience et son honneur lui font un devoir? Je ne le pense pas, et j'attends, je l'avouerai, avec une grande confiance, l'arrêt de la glorieuse section de médecine de l'Académie des sciences de France!

Paris, le 24 juillet 1861.

F. CAUNIÈRE.

Château de l'Étoile, avenue de la Porte-Maillot, n° 51.

Imprimerie Renou et Maulde, rue de Rivoli, 144.   3798